ÉTUDE

SUR LA

MÉNINGITE AIGUE DES BUVEURS

ET EN PARTICULIER

SUR LA MÉNINGITE DANS LE DELIRIUM TREMENS

PAR

Emile RABJEAU

DOCTEUR EN MÉDECINE DE LA FACULTÉ DE PARIS

PARIS

ALPHONSE DERENNE

52, Boulevard Saint-Michel, 52

1882

A MON EXCELLENT PÈRE ET A MA BONNE MÈRE

Trop faible témoignage de reconnaissance

A MES FRÈRES ET A MES SŒURS

A MES PARENTS

A MES AMIS

A MON PRÉSIDENT DE THÈSE

M. LE PROFESSEUR BROUARDEL

ÉTUDE SUR LA MÉNINGITE AIGUË DES BUVEURS

ET EN PARTICULIER

SUR LA MÉNINGITE DANS LE DELIRIUM TREMENS

AVANT-PROPOS.

Depuis longtemps déjà on a signalé l'action nocive de l'alcool sur les méninges. Cet agent, en effet, figure dans l'étiologie d'un grand nombre d'altérations de ces membranes. C'est à lui, comme l'a bien montré M. Lancereaux, que sont dues souvent les néo-membranes de la pachyméningite, origine fréquente d'hémorrhagies méningées secondaires.

Tout le monde sait également que la méningite chronique est fréquente chez les buveurs ; cette méningite se révèle toujours d'une façon évidente à la mort des sujets par des opacités partielles de l'arachnoïde, l'épaississement de la pie-mère et les adhérences des méninges entre elles et avec la substance cérébrale.

C'est encore à l'alcoolisme que l'on doit de voir souvent cette méningite chronique diffuse et généralisée, qui coïncide avec une lésion anatomique de la couche hémisphérique corticale, et qui constitue avec elle la lésion caractéristique de la paralysie générale.

Toutes ces lésions ont été le sujet de travaux nombreux et intéressants. Aussi, les passerons-nous sous silence pour nous occuper de la méningite aiguë chez les alcooliques. Tous les auteurs sont d'accord pour affirmer que l'alcoolisme prédispose à la méningite aiguë, mais tous ne veulent pas admettre que, à lui seul, il est capable de provoquer cette manifestation. Nous voulons cependant démontrer que dans certains cas la méningite aiguë ne reconnait pas d'autres causes que l'alcoolisme, et que dans ces cas cette maladie est généralement précédée d'une attaque de délirium tremens.

Nous étudierons particulièrement cette méningite qui survient dans le delirium tremens, et qui nous paraît peu connue. En consultant les auteurs, on est étonné de voir que la plupart n'en font pas mention.

Cependant, M. le professeur Fournier dans l'article alcoolisme (1), dit que dans des cas très-rares, la méningite peut succéder à la forme suraiguë du delirium tremens, mais de nombreuses recherches faites dans les ouvrages et les recueils, n'ont pu nous faire découvrir aucune observation.

C'est M. le professeur Jaccoud qui, à notre connaissance, a eu le premier le mérite d'attirer l'attention des observateurs sur ce début peu connu de la méningite, en donnant une observation de ce genre. Et non-seulement,

1. *Dict. de méd. et de chir. pratiques.*

l'éminent professeur a signalé le fait de la méningite aiguë succédant au delirium tremens, mais il a aussi mis en lumière un signe, qui permet à lui seul de faire le diagnostic de cette complication, à savoir l'élévation rapide de la température.

Après M. le professeur Jaccoud, M. Albert Robin présenta à la Société de biologie, dans la séance du 24 juin dernier, un travail dans lequel, établissant nettement la question, il relata trois cas identiques à celui de M. Jaccoud, dont la connaissance d'ailleurs l'avait guidé dans son diagnostic suivant l'indication qu'il nous en a donnée lui-même.

M. Alb. Robin, qui a bien voulu nous suggérer l'idée de notre thèse inaugurale, nous a autorisé à publier in extenso ces observations, qu'il n'a fait que résumer sommairement dans son travail. Aussi, n'irons-nous pas plus loin sans lui adresser nos plus sincères remerciements, et sans le prier de recevoir l'hommage de notre reconnaissance pour ses excellents conseils.

Nous ne croyons pas qu'il y ait eu d'autres auteurs à s'occuper de la question ; cette opinion résulte du moins, avons-nous dit, des nombreuses recherches entreprises par M. Alb. Robin et par nous-même dans la littérature médicale tant française qu'étrangère.

Les auteurs nous ont également paru muets sur la forme latente que peut présenter la méningite aiguë des buveurs. Et cependant cette forme s'observe parfois ; nous l'étudierons donc en passant.

Voici le plan que nous avons adopté dans ce modeste travail.

I. — Pathogénie de la méningite dans le delirium tremens.

II. — Du delirium tremens et de sa terminaison par la méningite.

III. — Méningite secondaire.

IV. — Méningite latente.

V. — Anatomie pathologique.

VI. — Symptomatologie et marche.

VII. — Diagnostic différentiel de la méningite avec le delirium tremens.

VIII. — Pronostic et traitement.

I

PATHOGÉNIE DE LA MÉNINGITE AIGUË DANS LE DELIRIUM TREMENS

Depuis longtemps l'observation clinique nous a démontré l'action particulière de l'alcool sur le cerveau. Mais les physiologistes n'ont pas toujours été d'accord sur le mode d'action de cet agent. Pour Brodiée et Orfila, les accidents consécutifs à l'introduction de l'alcool dans l'organisme, sont dus à l'irritation produite sur les extrémités nerveuses, au siège même de l'application de l'alcool. Flourens, de son côté, pense que l'alcool absorbé agit directement sur le cerveau, et principalement sur le cervelet qui est le siège d'une fluxion sanguine.

De nouvelles recherches entreprises par MM. Lallemand, Perrin et Duroy vinrent jeter un nouveau jour sur la question; ces observateurs, en constatant la présence de l'alcool dans le cerveau, fournirent ainsi une preuve indéniable de son action directe. Et ils retirèrent ce liquide non-seulement du cerveau, mais encore de l'urine, du sang, du poumon et du foie. C'est ainsi qu'ils en trouvèrent dans les organes d'un homme qui avait succombé aux complications habituelles de l'ivresse, trente-deux heures après avoir bu une grande quantité d'eau-de-vie, et alors que les effets directs de l'intoxication avaient disparu. Ces expériences furent confirmées par d'autres observateurs. Magnan cite le cas d'un homme, dans le foie et le cerveau duquel il y avait encore de l'alcool au bout de trois jours et six heures.

La propriété qu'a cet agent de se disséminer dans le cerveau, va nous expliquer pourquoi les méninges sont altérées dans la maladie qui nous occupe. Et, en effet, si l'on songe d'une part à l'imbibition des méninges par l'alcool, et d'autre part à la propriété exhalante des membranes séreuses ou fibro-séreuses, on comprendra facilement que l'alcool doit les traverser.

Et cet agent, par son action irritante, ne manquera pas de déterminer une congestion des méninges. Aussi, dans presque tous les cas de delirium tremens terminé par la mort, trouvera-t-on cet état d'hyperémie des membranes. Mais on conçoit que dans certains cas, comme le fait observer M. Albert Robin, cette congestion puisse aboutir à une véritable inflammation des méninges. On est même surpris de ne pas voir survenir plus souvent cette complication. Enfin, quelle que rare qu'elle soit, elle existe réellement, puisque nous avons pu en faire connaître sept cas, y compris les deux de M. le professeur Jaccoud. « Et, si on ne rencontre pas plus fréquemment ces méningites, dit M. Albert Robin, c'est peut-être parce que les malades succombent au délire alcoolique, avant que l'exsudat n'ait eu le temps de se développer, et l'on pourrait considérer alors certaines congestions méningées du delirium tremens comme des méningites en préparation. »

On pourrait se demander s'il n'y a pas là une question de terrain, si certains individus ne seraient pas plus exposés que d'autres à cette complication, si certaines causes, certaines influences ne pourraient pas être invoquées? Les observations sont encore trop peu nombreuses pour qu'il soit possible de résoudre ces questions. La lumière pourra se faire un jour; mais en attendant, nous ne devons voir avec M. Albert Robin dans ces méningites, que l'évolution, dans le sens vraiment inflammatoire, de ces lésions de congestion si souvent rencontrées à l'autopsie des malades qui ont succombé au delirium tremens :

II

DU DELIRIUM TREMENS ET DE SA TERMINAISON PAR LA MÉNINGITE.

Le delirium tremens n'est qu'un épiphénomène de l'alcoolisme chronique. Il se produit toujours sur des individus adonnés depuis un certain temps à la boisson, plus souvent encore chez ceux qui font des excès prolongés et répétés.

Tantôt il se manifeste sans provocation ; tantôt il a besoin pour éclater d'une cause occasionnelle. Chez l'un, ce sera à la suite de libations plus copieuses que se fera l'explosion des phénomènes ; chez l'autre, une commotion morale vive ou une affection incidente en seront le point de départ.

Le delirium tremens présente dans ses symptômes, dans sa marche, dans sa terminaison des différences qui ont frappé les observateurs, et les ont portés à faire de nombreuses divisions qui nous paraissent sans intérêt. Quant à nous, nous admettrons avec Magnan deux formes : l'une ordinaine, apyrétique et généralement bénigne ; l'autre fébrile et grave.

§ 1er. — *Delirium tremens apyrétique.*

Le delirium tremens est ordinairement précédé de prodromes : fatigues inappétence, insomnie, cauchemars. La mémoire du buveur diminue en même temps que son intelligence faiblit ; souvent il ne se souvient plus de ce qu'il a fait le jour précédent, et parfois à son réveil il prend pour un fait réel le rêve qu'il a eu la nuit.

Bientôt la crise éclate. Le malade est en proie à des troubles hallucinatoires qui sont presque toujours de nature triste ; de là chez lui un aspect d'étonnement anxieux ou de stupeur. Il lutte contre des êtres imaginaires ; il se croit entouré d'animaux qui le dévorent, de voleurs et d'assassins qui le poursuivent. Le malheureux, traqué de toutes parts, veut fuir ; et souvent croyant entrevoir une porte, il vient donner de la tête contre les murs, ou va se jeter par une fenêtre. Plus rarement il se laisse aller à des accès de gaieté en croyant entendre une musique harmonieuse, en se figurant au milieu d'une campagne riante. Ce qui distingue encore ces hallucinations, c'est leur caractère de mobilité sur lequel M. le professeur Lasègue a appelé l'attention.

Le délire porte plus particulièrement sur les occupations habituelles au malade. C'est ainsi que nous verrons dans nos observations, un sergent commander à de jeunes recrues et les invectiver ; un cocher fouetter ses chevaux et s'emporter contre eux.

Le tremblement peut apparaître aux lèvres, à la langue,

à la face, aux mains et dans les membres ; de là une certaine difficulté dans la parole, de l'incertitude dans le maintien, de l'indécision dans les mouvements.

Si l'on ajoute à cela que les yeux du malade sont injectés, que sa peau est couverte de sueurs et présente souvent une teinte subictérique, que sa température reste normale ou à peu près normale, on aura le tableau abrégé du delirium tremens dans sa forme ordinaire.

Terminaison du délirium tremens apyrétique. — Le plus souvent cette forme du delirium tremens se termine par la guérison. Après deux à six jours d'agitation, quelquefois davantage, le malade s'endort d'un sommeil profond et prolongé (de 12 à 36 heures) qui sert en quelque sorte de crise à l'accès. Il en sort courbaturé, sans souvenir bien précis de ce qui s'est passé. Le tremblement met un certain temps à disparaître. Le sommeil peut être encore troublé pendant quelques jours, mais la convalescence ne tarde pas à se confirmer rapidement.

Parfois chez les sujets fortement prédisposés aux affections vésaniques et adonnés depuis longtemps aux boissons alcooliques, on peut voir le delirium tremens se terminer par l'aliénation mentale ou la démence. Dans le premier cas, le délire vésanique succède graduellement au délire alcoolique ; dans le second, les hallucinations, tout en persistant, perdent de leur netteté, et l'intelligence du malade s'affaiblit chaque jour ; c'est à ce dernier mode de terminaison qu'on a donné le nom de delirium tremens chronique.

Enfin, et c'est là — quoique les observations de ce genre

soient rares — un fait important à signaler, le delirium tremens apyrétique peut finir par une méningite. Le premier, M. Jaccoud a cité un exemple de cette évolution. Le malade, observé par l'éminent professeur, avait présenté pendant quatre jours des symptômes non équivoques de delirium tremens, à la suite duquel se déclara une méningite dont le début fut marqué par une élévation considérable de la température. Le savant médecin de Lariboisière nous a fait l'honneur de nous apprendre qu'il avait vu il y a quelque temps un cas analogue au premier. Quant à M. Albert Robin, nous avons dit qu'il en avait observé trois, presque coup sur coup, dans son service de l'Hôtel-Dieu annexe. Ce sont ces trois cas qu'il a bien voulu nous autoriser à publier *in extenso*. et dans lesquels les malades atteints de delirium tremens à leur entrée à l'hôpital, ont succombé à des accidents méningitiques dont on a pu suivre l'évolution, le diagnostic porté pendant la vie ayant été confirmé de tous points par l'autopsie...

Observation I.

S..., 36 ans, comptable, entre le 19 mars 1882 à l'Hôtel-Dieu annexe, salle Saint-Maurice, service de M. Albert Robin.

Cet homme est entré dans la soirée en plein délire; on a dû l'attacher dans son lit; pendant toute la nuit, il s'est agité d'une manière incessante en vociférant et en appelant à l'aide.

Nous apprenons qu'il s'était pendant de longues années adonné à l'absinthe; puis, ayant éprouvé à diverses reprises des accidents que le médecin rapporte à cette boisson, il en cessa l'usage et crut éviter de nouvelles atteintes en la remplaçant par de fortes doses de rhum dont il fit un abus journalier. Il était depuis la veille dans un état complet d'ivresse.

20 mars. — A la visite du matin, nous le trouvons en proie à une agitation inexprimable, couvert de sueurs profuses, le facies et les yeux injectés, le corps tout entier agité d'un tremblement intense. On ne remarque aucune paralysie dans les membres, ni aucune modification de l'appareil oculaire.

Râles muqueux disséminés dans la poitrine et ne présentant pas de foyer bien caractérisé.

Foie volumineux débordant les côtes et paraissant sensible à la percussion. Pas d'ictère.

Rate perceptible à la percussion.

Pouls très fréquent, plein et dur ; artère radiale dure et flexeuse.

Battements du cœur énergiques ; la paroi précordiale est soulevée en masse ; aucun bruit anormal T. 38°.

21 mars. — Pendant la journée, résolution complète du côté musculaire. Le coma a fait suite au délire peu avant le matin.

Température le matin 40°.

Enfin le malade succombe dans la nuit du 21 au 22 sans avoir repris connaissance, mais aussi sans avoir présenté de paralysie.

Autopsie.

Cerveau. Hémisphère gauche. Les méninges sont légèrement injectées ; traces évidentes de méningite le long des vaisseaux, dans la scissure de Sylvius, dans le sillon de Rolando, dans le sillon qui sépare les circonvolutions frontales, au niveau du lobule paracentral ; dans toutes ces parties, traînées d'un pus jaunâtre et concret occupant le tissu cellulaire sous-arachnoïdien et formant une gaîne aux vaisseaux.

La pie-mère se détache en général, assez facilement du cerveau ; à la coupe le cerveau est mou et congestionné.

Hémisphère droit. Exsudat méningitique au niveau du lobule paracentral, ainsi qu'entre les première et deuxième circonvolutions frontales. Pie-mère épaissie, laiteuse, mais peu adhérente au cerveau dans les autres régions.

Rien à la coupe.

Rien dans la protubérance et le bulbe.

Le foie a 0,34 cent. de long sur 0.27 de large ; il présente l'aspect classique du foie de la cirrhose hypertrophique, crie sous le couteau, et donne peu de sang à la coupe.

La rate légèrement augmentée de volume, est très molle, friable.

Les poumons sont très congestionnés.

Le cœur notablement hypertrophié, est mou, très plat, et présente la forme d'un cœur de carte à jouer ; les ventricules sont énormément agrandis.

Le tissu du ventricule gauche est très mou ; sa cavité est remplie de caillots.

La valvule mitrale présente quelques nodules indurés sur son bord libre.

Les valvules sigmoïdes de l'aorte sont saines. L'aorte présente une série de nodules gris, jaunâtres, d'apparence miliaire et d'invasion récente ; traces également récentes d'aortite.

Le ventricule droit, remarquable par sa minceur, est rempli de caillots, gelée de groseille.

Le péricarde contient un liquide séro-sanguinolent.

Les reins sont volumineux, lobulés, très congestionnés : la substance médullaire est surtout très congestionnée.

Observation II

L..., Frédéric, 52 ans, boulanger, entre le 14 février 1882 à l'Hôtel-Dieu annexe, salle Saint-Maurice, service de M. Albert Robin.

Rien à noter du côté de l'hérédité. C'est un buveur qui dans ces derniers temps a fait de grands excès de boissons et rentrait chez lui presque toujours ivre.

14 février. — Au moment de son entrée à l'hôpital, le malade se plaint d'insomnie, de courbature générale, avec douleurs disséminées dans les membres et le tronc, et surtout accusées au niveau des som-

mets de la poitrine. Ce malaise, d'après le dire du malade, existe depuis longtemps et n'a fait que s'accentuer jusqu'à ce jour. Depuis la même époque, il tousse fréquemment; plusieurs fois même il aurait craché du sang. Ces quelques renseignements sont péniblement obtenus du malade qui répond fort mal aux questions qu'on lui adresse, et qui présente des signes manifestes de délire alcoolique. Le facies est agité, l'œil brillant, les mouvements brusques et accompagnés d'un faible tremblottement. Pendant qu'on l'interroge, il mêle à ses réponses des phrases incohérentes, tout en témoignant d'une assez vive excitation, et en se laissant difficilement examiner. Il présente de temps à autre des mouvements désordonnés, pousse des cris, paraît lutter contre des visions imaginaires et plus ou moins terrifiantes. Les membres supérieurs sont agités d'un tremblement continuel.

Râles sibilants dans toute l'étendue de la poitrine; aux deux sommets, râles sous-crépitants, quelques craquements avec une respiration rude et soufflante.

Les battements du cœur sont précipités et violents. Pouls rapide et bondissant, artère radiale athéromateuse.

Le foie déborde de la largeur d'un doigt le bord inférieur des côtes ; il n'est pas douloureux à la pression. Teinte subictérique généralisée de la peau.

La langue est sèche ; le malade accuse une soif ardente.

Les urines sont colorées et contiennent quelques traces d'albumine et beaucoup d'acide urique. T. 37°,7.

15 février. — Même état. L'excitation a peut-être un peu diminué sous l'influence du traitement de la veille ; on a en effet donné au malade 0,10 cent. d'extrait d'opium en 10 pilules. Comme il n'a pas été à la garde-robe depuis son entrée, on lui prescrit 0,75 cent. de calomel T. 37°,5.

16 février. — Un abattement considérable a succédé aux phénomènes précédents : le délire persiste, mais calme ; c'est une sorte de marmottement continuel, coupé de quelques cris d'appel ; sueurs profuses. Il n'y a plus de ces mouvements désordonnés du début, qui semblaient une défense contre quelque aggression ; les membres sont

en résolution complète. Le malade se tient couché presque constamment sur le côté droit et répond à peine quand on lui parle. Les selles sont involontaires, diarrhéiques ; les urines ne peuvent être examinées.

Peau un peu plus chaude. T. 38°.

17 février. — Mêmes symptômes plus accentués. Coma complet, entrecoupé de soubresauts des bras. T. 38°.

18 février. — Même état général. Petits mouvements choréiformes des doigts et des avant-bras ; contractions spasmodiques des muscles des jambes. Les pupilles sont normales ; rien du côté de l'œil.

T. 37°,8.

19 février. — Abattement considérable. Symptômes de carphologie. T. 39°. Pouls irrégulier, très fréquent, impossible à compter par suite des contractions continuelles des muscles.

Du côté des poumons, l'état semble être le même, malgré l'élévation de la température. Disons, du reste, que le malade respirant fort mal, l'auscultation de la poitrine ne nous a donné que des résultats inparfaits ; hoquet fréquent. Urines très-albumineuses. Administration, en une seule fois, de 0,75 cent. de calomel.

20 février. — Ce médicament n'a produit aucun effet. Même coma ; soubresauts des tendons et des muscles ; pupilles inégales. Hoquet continuel.

T. 40°. Pouls très-fréquent, petit, irrégulier, incalculable. Respiration pénible, irrégulière ; à l'auscultation du poumon, rien de plus que les jours précédents.

Les bronches sont encombrées de crachats que le malade ne peut expectorer. L'élévation brusque de la température et l'augmentation de la gêne respiratoire font craindre une pneumonie, mais on n'en trouve aucun signe à l'auscultation.

Depuis deux jours, le malade a présenté en même temps que ces symptômes, une raideur très accusée du cou et du tronc, qui, jointe aux troubles moteurs que nous avons indiqués, aux signes pupillaires découverts ce jour même, font songer à une méningite cérébro-spinale. Le soir la température a atteint 41°. Le malade est dans le collapsus le plus complet. Ventouses sèches sur toute la poitrine. Injection sous-cutanée d'éther.

Le malade meurt dans la nuit.

Autopsie.

Poumons. — Granulations tuberculeuses anciennes dans les deux sommets. Caverne de la grosseur d'une noix au sommet du poumon droit. Congestion intense dans le même poumon, moins accusée dans le poumon gauche. Pas de granulie récente.

Cœur volumineux, flasque, dilaté, décoloré ; parois minces et friables. Valvules saines.

Aorte athéromateuse à un haut degré.

Foie volumineux, mou, exsangue, gras, ressemblant par sa mollesse et sa couleur au foie du début de l'atrophie jaune aiguë.

Rate un peu volumineuse.

Reins normaux, non congestionnés.

Centres nerveux. — La pie mère est épaissie, très congestionnée, surtout par places ; elle présente un aspect laiteux.

Traînées d'exsudat méningitique le long de la scissure de Sylvius, dans le sillon de Rolando et dans les sillons qui séparent les circonvolutions frontales.

Pas de tubercules.

La substance cérébrale est ramollie également dans les deux hémisphères.

Les méninges cérébelleuses sont très congestionnées ainsi que les méninges rachidiennes, dans la région cervicale.

La moelle ne présente pas d'altérations.

Observation III

R..., Joseph, cuisinier, 52 ans, entre le 27 mai 1882, à l'Hôtel-Dieu annexe, salle Saint-Maurice, service de M. Albert Robin.

Cet homme, adonné depuis longtemps à l'alcool, a fait de récents excès de boissons, à la suite desquels il a été pris de délire.

27 mai. — Le malade a l'œil hagard ; il est en proie à une inexprimable agitation, donne des coups de poing dans le vide, profère sans suite des mots incohérents, regarde fixement quand on lui adresse la parole, mais ne répond aux questions que par des syllabes incoordonnées et dénuées de tout sens. Le corps est couvert de sueurs abondantes, et les mains agitées d'un tremblement continu. Les téguments et la conjonctive ont une teinte subictérique. Pas de vomissements, pas de constipation, pas de contracture.

T. 37°,4. Pouls normal.

Le délire persiste et conserve les mêmes caractères jusqu'au 29.

29 mai. — Le délire se calme ; le malade tombe dans un état semi-comateux.

T. 37°,6.

30 mai. — Les pupilles sont inégales ; le bras gauche est légèrement contracturé ; le membre supérieur droit, étendu, non contracturé, s'agite presque convulsivement dans l'air comme si le malade voulait poursuivre et saisir quelque objet imaginaire.

La peau est *brûlante*, le pouls plus rapide.

31 mai. — Le malade est à peu près dans le même état ; il ne répond pas aux questions qu'on lui pose.

T. 40°. Pouls lent et irrégulier.

Pointes de feu sur la région cervicale.

1er juin. — Contracture du bras droit ; déviation conjuguée des yeux du côté gauche, sans déviation correspondante de la tête.

Température 40°.

Potion à l'alcool.

2 juin. — Le malade est couvert de sueurs profuses depuis hier soir ; la contracture du bras droit a disparu.

Température 40°. Pouls lent et irrégulier.

Mort à 7 heures du soir.

Autopsie.

Cerveau. — La dure-mère est épaissie. Les méninges molles sont parsemées de petites saillies blanchâtres. La pie-mère est adhérente en plusieurs endroits aux circonvolutions qui sont dépolies, rugueuses.

Hémisphère gauche. — Exsudat méningitique épais et jaunâtre formant le plus souvent une gaîne aux vaisseaux, et siégeant dans la scissure de Sylvius, sur les circonvolutions frontale et pariétale ascendantes, ainsi que sur les deux premières circonvolutions frontales. Traînée de méningite également sur le pli courbe et le lobule du pli courbe.

Les lobes sphénoïdal et occipital sont indemnes.

Rien dans les noyaux centraux et la substance blanche.

Hémisphère droit. — Exsudat jaunâtre dans la scissure de Sylvius, dans le sillon de Rolando, au niveau de la première circonvolution frontale, du pli courbe et de la scissure pariétale ; enfin grande plaque de méningite recouvrant le lobule paracentral.

Rien dans les lobes sphénoïdal et occipital. Rien dans les noyaux centraux et la substance blanche.

Liquide citrin en assez grande quantité dans les ventricules. Plexus choroïdes congestionnés.

Cœur gros, un peu hypertrophié. Plaques athéromateuses sur les valvules mitrales, et au niveau de l'insertion des valvules sigmoïdes.

Poumon gauche fortement congestionné ; à sa coupe, il s'écoule une grande quantité de sang. Poumon droit absolument sain.

Rein congestionné, *rate* normale.

Foie graisseux, augmenté de volume.

Voici donc trois malades chez lesquels l'alcoolisme nous paraît être la seule cause de la méningite. Nous insistons sur ce point, parce que plusieurs auteurs, parmi lesquels nous devons citer M. Lancereaux qui a bien voulu nous onner son avis sur cette question, soutiennent que la néningite aiguë ne peut survenir chez les buveurs qu'à la uite d'une cause déterminante : traumatisme, coup, chute ur la tête. Sans doute, la plupart du temps les choses se assent de cette façon. Mais dans les trois observations que ous venons de citer, comme dans quelques-unes de celles ue nous donnerons plus loin, il n'en a pas été ainsi. Les nalades n'ont reçu aucun coup, n'ont fait aucune chute ; es personnes qui les accompagnent l'affirment ; du reste n n'aperçoit aucune trace de contusion sur la tête.

Le plus léger traumatisme faisant défaut, va-t-on nous ire, comme on l'a fait déjà, que nous avions affaire à une néningite chronique si fréquente chez les buveurs ? Cette ypothèse ne nous paraît pas admissible : car il nous semle que ce serait une singulière méningite chronique que elle qui emporterait des malades dans l'espace de un à rois jours et demi, et qui se caractériserait entre autres ymptômes pendant la vie, par une élévation brusque de la empérature, et à l'autopsie par la présence de concrétions u de nappes purulentes.

Nous avions donc dans les trois cas affaire à une méningite aiguë, dont la seule cause nous a paru être l'alcoolisme e manifestant sous forme de delirium tremens.

Dans les trois observations en effet, c'est le délirium emens qui ouvre la scène ; et ce n'est qu'au bout e deux à six jours que se développent des symptômes e méningite. On pourrait peut-être objecter que les nalades ont eu du délire à propos de cette maladie. Mais il est facile de démontrer que ce délire est le fait e l'alcoolisme, et que les malades, au moment de leur entrée à l'hôpital, n'étaient pas atteints de méningite. Ces vieux alcooliques, qui venaient de faire des libations très copieuses, ne présentaient-ils pas en effet au début, tous les signes du delirium tremens : délire particulier, facies animé, tremblement général des membres, sueurs profuses, teinte subictérique, et surtout absence de fièvre. Puis, après une durée de deux à six jours, ce tableau symptomatique disparaît pour faire place à des signes rationnels de méningite : élévation brusque de la température, contractures, troubles oculaires, etc. C'est ce qui fait dire à M. Alb. Robin : « Quelle forme étrange de méningite, que cette maladie qui pendant six jours aurait été caractérisée par le plus violent délire, par des symptômes insolites, et cela sans que le thermomètre s'élève, puis qui brusquement change de type, et rentre dans la méningite régulière? »

Nous ne nous appesantirons pas davantage sur les symptômes qu'ont présentés nos malades ; nous nous réservons d'y revenir au diagnostic différentiel de la méningite avec le delirium tremens.

§ 2. — *Delirium tremens fébrile.*

Nous venons d'étudier le delirium tremens apyrétique et ses différentes terminaisons. Nous ne serions pas complet si nous passions sous silence une autre forme beaucoup plus rare, mais beaucoup plus meurtrière : le delirium tremens fébrile que M. Magnan a bien décrit dans un de ses ouvrages, auquel nous ferons de nombreux emprunts (1).

1. Magnan. *De l'alcoolisme.*

Voyons d'abord quels sont les symptômes propres à cette forme ; nous étudierons ensuite ses différentes terminaisons.

Le délire peut offrir une acuité qu'on n'est pas habitué à rencontrer dans le delirium tremens non fébrile, mais souvent aussi, comme le fait observer Magnan, le délire peut être d'une intensité moyenne.

L'injection des yeux, l'altération des traits de la face, les sueurs profuses, la fréquence et la force du pouls se rencontrent aussi bien dans cette seconde forme que dans la première.

Mais le signe vraiment caractéristique est donné par le thermomètre ; la température peut osciller pendant plusieurs jours autour de 39° ; elle peut même s'élever à 40°, à 41°. Dans ce dernier cas le pronostic sera grave, et la gravité augmentera avec l'accroissement ou la persistance même de cette élévation de température. Lorsqu'au contraire, dit Magnan, après une élévation assez rapide à 39° ou même à 40°, on voit, au bout de 24 ou 48 heures le thermomètre baisser, le pronostic cesse d'être fâcheux.

Le pouls ne suit pas d'une façon régulière la marche de la température.

Il est un autre signe très important, et qui nous servira tout à l'heure à différencier cette forme de délirium de la méningite ; c'est un tremblement tout particulier. Il envahit tous les muscles du corps, et s'accompagne souvent de frémissements et d'ondulations musculaires qui peuvent persister pendant le sommeil, et plonger le malade dans un très grand état d'épuisement. Et, suivant la remarque de

Magnan, on peut, en appliquant la main sur le corps du malade, le sentir vibrer des pieds à la tête.

Nous devons signaler un autre signe moins constant, c'est la faiblesse musculaire, plus marquée ordinairement dans les membres inférieurs.

Terminaison du delirium tremens fébrile. — Cette forme de delirium tremens se termine souvent par la mort. (4 morts sur 6, Magnan). Tantôt les malades succombent au milieu d'une agitation violente, de crises convulsives et de mouvements désordonnés. Tantôt ils meurent dans l'adynamie, ou sont emportés par une affection intercurrente. Enfin dans des cas rares, le delirium tremens fébrile se termine par une méningite. Cette dernière complication a été observée, puisque M. le professeur Fournier en fait mention. Mais nous nous demandons si les rares faits de ce genre ont été publiés, car nous n'en avons trouvé nulle trace ; à moins que l'on ne considère comme rentrant dans cette catégorie, quatre observations données par Calmeil, et rangées par cet habile médecin parmi les cas de périencéphalite aiguë à forme insidieuse. Mais ces faits nous ont paru peu concluants. Les malades ont bien présenté plusieurs signes de delirium tremens fébrile mais aucun de méningite, et, à l'autopsie, on trouve des lésions plutôt propres à la première qu'à la deuxième affection. C'est ce qui a sans doute décidé Magnan à ne voir dans ces observations, que des cas de delirium tremens fébrile et rien de plus.

Quoi qu'il en soit, nous croyons que la méningite peut aussi bien venir compliquer cette dernière forme que la première. On s'explique très bien, en effet, que l'inflammation qui envahit les méninges par le fait du delirium tremens, s'élève à un degré assez considérable pour produire des exsudats méningitiques.

Mais, dans ces cas, le diagnostic est entouré de beaucoup plus de difficultés ; car nous n'avons plus ici ce changement de température qui nous indiquait dans la première forme le changement de maladie, Malgré cela, nous croyons dans certains cas le diagnostic possible. Et, en donnant l'observation suivante, recueillie par un de nos amis à l'hôpital militaire du Gros-Caillou, nous nous demandons si elle ne doit pas être considérée comme un exemple de cette mutation morbide ?

Observation IV

R..., Cyprien, 34 ans, sergent au 130e régiment d'infanterie, entre à l'hôpital du Gros-Caillou, le 7 septembre 1877.

Cet homme est adonné depuis longtemps aux boissons alcooliques. Il a fait surtout dans ces derniers temps des excès nombreux et répétés. On raconte qu'il a eu déjà plusieurs attaques de delirium tremens, à la suite desquelles il s'est rétabli assez rapidement.

7 septembre. — Le malade est très agité, sans cesse en mouvement ; il semble s'adresser à des êtres imaginaires. Il jure, tempête, invective les jeunes recrues qu'il croit avoir sous ses ordres, et les traite de « bleus ». Les yeux sont injectés, la peau chaude, le pouls fréquent. Artère radiale athéromateuse. Tremblement des membres supérieurs. Rien à l'auscultation. T. 39°,5. Lait, bouillon, eau vineuse.

La nuit a été très mauvaise. Le malade s'est levé à plusieurs reprises, semblant poursuivi par des visions étranges.

8 septembre. — Le délire persiste toujours avec les mêmes caractères. Le malade répond à peine aux questions qu'on lui pose. Tremblement de tout le corps, surtout bien marqué aux membres supérieurs. Peau couverte de sueurs. T. 39°,7. Bromure de potassium.

La nuit paraît avoir été moins mauvaise.

9 *septembre*. — Le délire est plus calme. Le tremblement n'apparaît maintenant qu'à de rares intervalles, mais on observe une contracture généralisée. La tête est fortement renversée en arrière, avec saillie du cou en avant ; le corps décrit une courbe dont la convexité est formée par l'abdomen et le thorax, la concavité par les lombes ; mêmes courbes pour les membres inférieurs. T. 40°. Pupilles inégales. Respiration irrégulière.

10 *septembre*. — Le malade est dans un état comateux. Analgésie complète. Respiration stertoreuse. Selles involontaires. Pouls très fréquent, irrégulier. T 40°,8.

Le coma persiste et s'accentue jusqu'à la mort qui a lieu à deux heures de l'après-midi.

Autopsie. Centres nerveux. — Les sinus veineux de la boîte crânienne sont turgescents et laissent écouler un sang noir abondant ; l'hyperémie rend visibles les ramuscules artériels, qu'on peut suivre jusque dans les anfractuosités de la masse cérébrale ; arborisations fines et nombreuses à la surface du cerveau.

Les vaisseaux sont entourés d'une gaîne séro-fibrineuse (dépôts lactescents) dont la coloration tranche sur la teinte violacée de la pie-mère. La dure-mère offre des adhérences avec les membranes sous-jacentes.

L'arachnoïde est épaissie ; il existe dans le tissu cellulaire sous-arachnoïdien un liquide purulent qui s'écoule en assez grande quantité à la déchirure de l'arachnoïde.

Ces lésions siègent à la convexité, mais sont surtout bien marquées au niveau de la scissure de Sylvius et du sillon de Rolando. Quant à la base, elle présente un léger ramollissement peut-être dû à la macération. Les plexus choroïdes sont congestionnés.

Les ventricules contiennent de la sérosité en assez grande abondance.

Cœur hypertrophié.

Aorte athéromateuse.
Poumons congestionnés.
Reins volumineux et congestionnés.
Foie énorme et gras.

On admettra sans peine que les derniers symptômes observés chez ce malade : contracture, coma, respiration stertoreuse, sont des symptômes de méningite.

Donc, en démontrant que les premiers signes sont propres au delirium tremens fébrile, nous aurons prouvé du même coup que cette manifestation de l'alcoolisme a précédé la méningite.

Comme nous l'avons déjà dit, la température ne nous apprend rien, puisqu'elle peut s'élever dans les deux affections à 39° et 40°. Dans cette observation, elle a atteint d'emblée 39°,5, et elle s'est élevée graduellement jusqu'à 40°,8. Malgré ces oscillations ascendantes nous n'en pouvons tirer aucune conclusion, parce que la différence de température, d'un jour à l'autre, n'est pas assez considérable.

Nous n'avons eu au début ni céphalalgie, ni vomissements, mais une injection des yeux, une altération des traits de la face et une fréquence du pouls, signes aussi bien caractéristiques du delirium tremens fébrile que du delirium tremens apyrétique.

Le délire ne doit-il pas aussi fixer notre attention ? N'est-il pas en rapport avec les habitudes du malade ? Nous avons affaire à un vieux sergent qui semble irrité contre les jeunes recrues qui sont sous ses ordres, et qu'il invective à sa façon. Et cette terreur peinte sur le visage du malade qui semble lutter contre des êtres imaginaires, n'est-elle pas encore le propre du delirium tremens ?

Si nous passons maintenant aux désordres musculaires, que trouvons-nous ? Un tremblement de tout le corps, surtout marqué aux membres supérieurs. Sans doute, les personnes qui ont observé le malade n'ont pas songé, suivant le conseil de Magnan, à apposer la main sur les cuisses, sur les muscles du dos, pour sentir les ondulations et les frémissements avec des secousses jusque dans les parties profondes. Mais ce tremblement n'est-il pas déjà par lui-même assez caractéristique ?

C'est donc le 9 septembre, jour où la contracture et les phénomènes pupillaires ont succédé au délire professionnel et au tremblement des membres, que le delirium tremens a fait place à la méningite.

III

MÉNINGITE AIGUE SECONDAIRE

Nous venons de voir dans une première partie que l'alcoolisme, se manifestant sous la forme du delirium tremens, est la seule cause de la méningite. C'est en quelque sorte le vase trop plein qui déborde spontanément. Nous avons pu réunir sept cas de ce genre. Mais le plus souvent, l'alcoolisme ne fait que prédisposer à la méningite. Il faut une cause occasionnelle pour décider l'explosion des phénomènes, et, pour suivre la même comparaison, jouer le rôle de la goutte qui fait déborder le vase. Ici ce sera un coup, une chute sur la tête qui en seront le point de départ ; là, une fatigue excessive, une commotion morale vive. Cette cause consiste toujours en un trouble plus ou moins intense qui s'ajoute aux fonctions ébranlées d'un organisme malade, incapable de réagir. C'est que, comme l'a dit Magnan, pour les chirurgiens comme pour les médecins, l'ivrogne est un sujet à part : il sent, il souffre, il réagit autrement que les autres malades.

L'abus des boissons spiritueuses figure dans l'étiologie d'un certain nombre d'observations. On a dit que sur les 167 cas de méningite de la convexité, réunis par Gintrac, 30 fois cette cause se trouvait signalée. Nous avons examiné avec soin ces 30 observations ; dans 2 cas seulement nous avons trouvé de la méningite aiguë, dans 3 de la méningite subaiguë, et dans tous les autres de la méningite chronique et de la pachyméningite.

Sur 66 cas de méningite que nous avons réunis, 4 fois l'alcoolisme se trouvait signalé comme cause prédisposante.

Si la méningite chronique des buveurs est très fréquente, la méningite aiguë est donc encore relativement rare.

Dans tous ces cas, où l'alcoolisme n'a joué que le rôle de cause prédisposante, la méningite n'a pas été précédée de delirium tremens ; on la voit toujours se manifester par ses signes cliniques habituels. Aussi, comme elle ne présente rien de bien particulier, nous contenterons-nous d'en donner une observation.

Observation V

G..., Auguste, 24 ans, soldat au 130e régiment de ligne, entre à l'hôpital militaire du Gros-Caillou, le 26 décembre 1879.

26 décembre. — On apprend par les personnes qui amènent le malade à l'hôpital, qu'il est adonné aux boissons alccoliques, et que le 24 au soir, en rentrant en état d'ivresse à la caserne, il a fait une chute dans laquelle la tête a porté contre le sol.

La langue est saburrale ; le ventre est un peu rétracté, sans diarrhée ni constipation. Nausées et vomissements alimentaires. Facies animé ; céphalalgie intense. A la percussion, le foie est augmenté de volume. Rien à l'auscultation des poumons.

T. 39°,7. Pouls fréquent et irrégulier.

Le malade a deliré toute la nuit.

27 décembre. — Le délire continue. Le malade répond à peine aux questions qu'on lui pose. Ses pupilles sont inégales, et sa respiration bruyante par moments.

T. 40°.

28 décembre. — Mêmes symptômes que la veille. De plus, contracture légère des membres inférieurs, très-marquée aux membres supérieurs.

T. 40°,3.

29 décembre. — Le malade est moins agité. Légère résolution musculaire. De temps en temps mouvements inégaux et irréguliers des membres.

T. 41°.

Le soir, le malade est plongé dans le coma.

30 décembre. — Coma de plus en plus profond. Respiration saccadée et stertoreuse. Le malade a uriné sous lui. Pupilles dilatées. Pouls très lent.

Mort à onze heures du matin, après avoir présenté une température de 41°,1.

Autopsie.

Centres nerveux. — La dure-mère est intacte. Les veines de la pie-mère sont gorgées de sang sur toute la surface du cerveau.

Exsudat grisâtre, manifestement purulent entourant les vaisseaux, surtout très manifeste entre les circonvolutions frontales, et au niveau de la scissure de Sylvius.

A la base, il existe de la congestion veineuse, mais pas de pus.

Rien de particulier à la coupe du cerveau.

Les ventricules contiennent du liquide citrin en assez grande quantité.

Poumon gauche congestionné.

Cœur très volumineux. Plaques athéromateuses sur les valvules auriculo-ventriculaires et sigmoïdes.

Foie hypertrophie, cirrhotique, criant sous le scalpel.

Rate et reins congestionnés.

On ne peut dans ce cas, accuser l'alcoolisme d'avoir seul provoqué la méningite. Son rôle s'est réduit à placer l'individu dans des conditions particulières de réceptivité. On conçoit très bien que chez ce buveur, qui vient de faire des libations très copieuses, les méninges soient par le fait de l'alcool, dans un état de congestion. Et cette congestion, pour augmenter et pour aboutir à une véritable inflammation, n'a besoin que d'un léger traumatisme.

En terminant ce chapitre, nous dirons un mot du rôle de l'alcoolisme dans la production de la méningite chez les individus atteints de pneumonie et de rhumatisme articulaire aigu.

Grisolle, Darolle, Hughes Bennet, Laveran, Surugue ont cité des cas dans lesquels la méningite et la pneumonie existaient simultanément chez des malades adonnés aux boissons alcooliques. Nous-même nous en donnons une observation dans le chapitre suivant, où nous parlons de la méningite latente. Devons-nous voir seulement dans ces faits une simple coïncidence ? Nous ne le pensons pas. L'alcoolisme, ce nous semble, prédispose bien ici à la méningite, et nous croyons que sans lui certains pneumoniques n'auraient jamais gagné cette affection. On comprend facilement, en effet, qu'un individu dont les méninges sont dans un état d'irritation sous l'influence de l'alcool, soit plus que tout autre exposé à voir survenir la méningite.

Ce que nous venons de dire de la méningite chez les pneumoniques, nous le dirons également de la méningite chez les rhumatisants. Bourgeois, dans sa thèse inaugurale, a bien montré l'importance qu'il convient d'attribuer aux boissons alcooliques dans la production de la méningite rhumatismale. « Pourrait-il en être autrement, dit-il, lorsque nous voyons l'alcoolisme révéler si puissamment son action dans la pneumonie, où l'état du sang a tant d'analogie avec ce qu'il est dans le rhumatisme articulaire aigu. » Cet auteur cite ensuite plusieurs observations de méningite rhumatismale chez les buveurs ; en en donnant une nous-même dans le chapitre suivant, nous voulons montrer que chez eux le rhumatisme ainsi que la pneumonie imprime à la méningite une expression symptomatique toute particulière.

IV

MÉNINGITE AIGUE LATENTE

Le plus souvent, la méningite aiguë des buveurs apparaît avec des signes trop manifestes pour qu'il soit possible de la méconnaître. Il est cependant certaines observations dans lesquelles, les signes rationnels manquant à peu près complètement, le diagnostic ne peut être que très difficilement porté. Dans les quatre que nous allons donner, une fois seulement le diagnostic a pu être nettement établi.

Le délire fut le seul signe observé dans trois cas; dans un quatrième, il vint s'y joindre de la céphalalgie et une quantité considérable d'albumine dans les urines; le délire fut, chez deux malades, manifestement alcoolique. Et, chose singulière! — la température atteignit seulement 39° dans un cas, et resta au-dessous de ce chiffre dans deux autres. Nous allons, du reste, passer en revue chacune de ces observations qui présentent un certain intérêt.

1° *Cas dans lequel le délire alcoolique vient masquer les symptômes de la méningite.*

Il s'agit d'un buveur qui, après avoir fait des excès récents, arrive à l'hôpital avec un délire alcoolique très manifeste, et chez lequel on est tout surpris de trouver à l'autopsie des traces évidentes de méningite. L'observation de de cet homme, recueillie à la Pitié dans le service de M. le professeur Lasègue, vient d'être lue à la Société anatomique par M. Charrin, interne.

Observation VI

D... Auguste, âgé de 45 ans, cocher, entre le 10 juin 1882 à la Pitié, dans le service de M. le professeur Lasègue, salle Jenner.

Cet homme est amené le 10 juin, vers onze heures du matin, dans un demi-coma, dont on parvient à le tirer par intervalles en l'interpellant vivement. Les personnes qui l'accompagnent, donnent sur lui les renseignements suivants. C'est un alcoolique avéré qui paraissait néanmoins se porter assez bien, et avait continué son travail habituel jusqu'au matin du 10 juin, moment auquel il tomba brusquement en lavant sa voiture.

Immédiatement après cette chute, suivie d'un état comateux, le malade a été conduit à l'hôpital.

Il est dans son lit couché sur le dos répondant quelquefois par monosyllabes, quand on l'interroge avec vivacité. Les yeux sont à demi ouverts, les pupilles égales et moyennes, les muscles de l'œil sont paralysés ; la face est médiocrement colorée, la langue humide, légèrement blanche, la peau un peu chaude (T. axill. 38°), le pouls à 94. Pas de vomissement.

Pas de paralysie, sensibilité diminuée sans anesthésie, surtout sur les téguments des membres inférieurs. Sphincters intacts. Pas de contracture, pas de convulsion, pas de tympanisme. Ni constipation, ni diarrhée. Rien du côté des viscères.

11 juin. — Le malade est dans un délire tranquille ; il interpelle ses chevaux, sa parole est souvent embarrassée. Même état que la veille sous les autres rapports. Comme la veille, rien au cœur, ni au foie ; quelques râles de bronchite aux deux bases, fort discrets. Pas d'albumine.

Alcool. Bromure de potassium.

12 juin. — Le malade est en plein délire professionnel. Il est

couché sur le dos, les deux mains tirant sur le cordon attaché à la traverse de son lit, conduisant ses chevaux, se servant du cordon comme des rênes, interpellant les autres cochers.

Quand on lui parle, il a de temps en temps des réponses sensées. Les hallucinations sont surtout visuelles.

Temp. 38°,1. Pouls 96, régulier.

Chloral. Purgation.

13 juin. — Mort brusquement, a déliré tranquillement jusqu'aux derniers moments.

Autopsie.

Légère congestion des deux bases des poumons.

Foie à peine gras. Rate normale. Reins normaux. Cœur sain. Pas d'épanchement dans les plèvres ou le péricarde.

Pas de traces de traumatisme sur la tête ou le reste du corps.

A l'ouverture de la boîte crânienne, injection forte des méninges de la convexité, peu adhérentes d'ailleurs. A la base du cerveau on trouve un exsudat jaunâtre, mou, épais, confluent au niveau de la protubérance, englobant les nerfs moteur oculaire commun et oculaire externe, envoyant des prolongements sur la grande circonférence du cervelet, en avant vers les scissures de Sylvius. Au microscope on reconnaît du pus ; nulle part de tubercules. On retrouve quelques petites plaques de pus peu considérables du reste sur les parties latérales des hémisphères, l'une au niveau du pli courbe du côté droit, l'autre du même côté et à un centimètre en avant, une troisième à gauche au milieu de la pariétale ascendante. Les méninges au niveau de l'exsudat comme ailleurs, se détachent facilement. La substance cérébrale paraît intacte. La coupe des hémisphères ne révèle rien de spécial.

Comme il est facile de le voir en lisant attentivement cette observation, le malade n'a présenté aucun symptôme de méningite ; nous pouvons donc dire que cette maladie a été réellement latente.

Cette observation fait également ressortir un point trés-intéressant ; c'est le peu de relation qui existe entre les lésions et les symptômes. Ainsi voilà un malade dans le cerveau duquel les nerfs moteur oculaire commun et moteur oculaire externe sont, pour ainsi dire, enserrés par une gaîne purulente, et qui n'a présenté pendant sa maladie aucun trouble oculaire.

Dans le cours de la discussion qui eut lieu à la *Société anatomique*, et que provoqua cette observation, on cita un cas analogue : le malade n'avait présenté pendant la vie que des signes de délire alcoolique, et à l'autopsie on trouva des traces évidentes de méningite, mais de méningite tuberculeuse. Et l'on en conclut que l'alcoolisme prédisposait à cette forme de méningite. Le fait est possible, mais il ne nous paraît rien moins que prouvé. Nous avons lu de nombreuses observations de méningite tuberculeuse, et dans aucune nous n'avons vu l'alcoolisme entrer en ligne de compte dans son étiologie. Et, à ce propos, on pourrait nous objecter que l'un de nos malades (obs. II) avait une caverne et des granulations tuberculeuses au sommet du poumon droit. Le fait est vrai ; mais, comme on peut le voir, les lésions pulmonaires que présentait le malade étaient déjà anciennes et en voie de guérison. Du reste les méninges, examinées minutieusement, ne renfermaient aucune granulation. Nous n'avions donc pas affaire à une méningite tuberculeuse. Étions-nous alors en présence d'une de ces méningites simples que l'on a décrites comme relativement fréquentes chez les tuberculeux ?

M. Alb. Robin a déjà fait justice de cette hypothèse. « Elle est contredite, dit-il, par la symptomatologie elle-même du malade, par l'existence au début de ce délire alcoolique si net dans son expression, apyrétique, qui précéda de cinq jours cette singulière mutation symptomatique, caractérisée par l'élévation brusque de la température, les mouvements choréiformes, les troubles pupillaires, la raideur de la nuque, et enfin par le coma hyperpyrétique final. »

Dans cette même Société, on s'était demandé si le délire du cocher Daniel n'était pas dû à la méningite. C'est une hypothèse que nous avons peine à admettre. Le malade, en effet, n'a-t-il pas présenté un délire que l'on n'observe jamais dans la méningite, le délire professionnel? C'est un cocher qui croyant tenir les rênes de ses chevaux, les interpelle pour les faire marcher, et tient conversation avec les autres cochers. Nous serions donc porté à croire que ce délire est plutôt le fait du delirium tremens que de la méningite.

Il est un autre fait qui frappe et étonne dans cette observation, c'est le peu d'élévation de la température. Comment, en effet, expliquer que, avec la présence d'exsudats purulents siégeant à la base et sur les parties latérales du cerveau, la température ne se soit pas élevée au-delà de 38°,1 ? Si l'on avait été dans l'impossibilité de faire l'autopsie on n'eût pas manqué de dire, en s'appuyant sur les hallucinations et le peu d'élévation de la température, que le malade était mort du fait du delirium tremens et l'on n'eût probablement pas songé à la méningite. Toutefois, en l'absence de fièvre bien caractérisée, on est en droit de se demander si, au moment où l'on a pris la température du malade, celui-ci était sous le coup de la méningite. Quant à nous, nous ne le pensons pas, car il nous semble bien extraordinaire que dans une méningite aiguë la température ne s'élève pas au-delà de 38°,1. Nous serions plutôt porté à croire que ce malade a présenté le 11 et le 12 juin du délire alcoolique, qui a dû se terminer dans la nuit du 12 au 13 par une méningite à marche rapide. Il est probable que le thermomètre, placé dans l'aisselle pendant cette nuit, eût indiqué une élévation considérable de la température.

2° *Cas de méningite dans lequel les symptômes observés font croire à l'urémie.*

Nous avons vu que dans le cas précédent les signes de méningite avaient complètement manqué ; le diagnostic était donc impossible à porter. Si, dans la seconde observation que nous donnons, il était à la rigueur possible à établir, nous verrons qu'il n'était pas moins entouré de grandes difficultés.

La malade qui en fait le sujet, n'avait offert que deux signes bien caractéristiques : la céphalalgie et le délire. Encore, par sa forme, le délire pouvait-il être rapporté à l'alcoolisme. A ces deux signes, vint s'en joindre un troisième : une quantité énorme d'albumine dans les urines. Il n'en fallut pas davantage pour faire croire à la forme délirante de l'urémie.

Cette observation, que nous devons à l'obligeance de M. O. Soyer, a été recueillie à l'hôpital Saint-Antoine, dans le service de M. Dieulafoy.

Observation VII.

H..., Anna, 17 ans, entre le 8 avril 1882 à l'hôpital Saint-Antoine, salle Nélaton, n° 3.

Depuis un mois environ, cette jeune fille, d'un tempérament très nerveux, d'un caractère vif et emporté, s'adonne d'une manière exagérée aux boissons alcooliques ; elle est encouragée, du reste, par sa mère qui lui donne ce funeste exemple. D'après les renseignements que fournit la personne qui l'accompagne, elle serait tombée, il y a quatre jours en poussant des cris, et aurait présenté peu de temps après un délire assez violent pour qu'on fût obligé de l'attacher.

8 avril. — A son entrée à l'hôpital la malade est assoupie, dans un état de somnolence manifeste ; mais le moindre attouchement lui fait pousser des cris. Impossible d'obtenir une réponse aux questions qu'on lui adresse. Elle semble complètement indifférente aux personnes et aux objets qui l'entourent ; de temps en temps elle porte sa main à la tête et s'agite dans son lit.

Pas de vomissement, pas de constipation. Rien de particulier du côté des viscères. Pas de contracture, pas de troubles oculaires. Albumine dans les urines.

T. 38°,5.

Bromure de potassium 3 grammes.

La malade est agitée toute la nuit ; elle pousse des cris, se lève comme pour échapper à des êtres imaginaires ; on est obligé de lui mettre la camisole de force.

9 avril. — La malade présente un peu d'amélioration dans son état ; elle reconnaît les personnes qui l'entourent, et se plaint d'une douleur extrêmement vive à la tête ; quelques nausées, mais pas de vomissements.

T. 38°,8.

L'acide nitrique précipite des flots d'albumine ; on croit à de l'urémie.

Dans l'après-midi, survient une garde robe abondante. Même état que le matin.

10 avril. — Dans la nuit, la malade est encore plus agitée que la veille ; elle se plaint de maux de tête extrêmement violents ; puis vers quatre heures du matin, elle s'assoupit et meurt sans que personne ne s'en aperçoive.

Autopsie.

Les poumons sont simplement congestionnés ; pas de traces de tubercules. Le cœur est tout à fait sain.

Le foie est un peu graisseux et cirrhotique.

Reins de volume normal, mais très congestionnés.

Hyperémie par places de la muqueuse de l'estomac, surtout au niveau du cardia.

Cavité crânienne. — Aucune lésion de la dure-mère. Injection vive de la pie-mère. Toute la surface du cerveau présente de nombreuses arborisations qui le sillonnent dans tous les sens.

A la convexité, en de nombreux points, exsudat jaunâtre purulent, surtout bien marqué dans la scissure de Sylvius et les sillons qui séparent les circonvolutions frontales.

Au niveau du chiasma des nerfs optiques, amas purulent de la grosseur de deux ou trois lentilles.

Un peu d'épanchement dans les ventricules. Injection des plexus choroïdes.

Voici donc un deuxième cas de méningite reconnue seulement à l'autopsie. La malade a bien présenté de la céphalalgie et du délire, mais tous les autres signes qui ressortissent à la méningite : élévation de la température, vomissements, constipation, contracture, troubles oculaires, etc, ont fait ici complètement défaut.

Pouvait-on songer au délire alcoolique ? Les excès récents de la malade, le peu d'élévation de la température, la forme du délire prêtaient à cette hypothèse. Elle fut écartée par ce fait que les urines renfermaient une quantité considérable d'albumine. Et les quelques nausées, la céphalalgie intense, le délire furent mis sur le compte de l'encéphalopathie urémique. Peut-être dans ce cas, eût-on bien fait d'examiner de plus près la température, qui, si elle n'atteignait que 38°,5, était cependant un peu élevée pour être rapportée à l'urémie.

Nous avons fait remarquer que chez le malade de la Pitié les nerfs moteur oculaire commun et moteur oculaire externe étaient enserrés dans une gaîne purulente ; ici nous trouvons des exsudats agglomérés le long du chiasma. Chose singulière? on ne voit apparaître des troubles oculaires ni dans un cas ni dans l'autre.

3°. — *Cas dans lequel le delirium tremens survient à l'occasion d'une pneumonie et masque les symptômes de la méningite.*

Nous avons dit au chapitre III que l'alcoolisme prédisposait les pneumoniques à la méningite. Nous en citons un exemple ; il s'agit d'un militaire adonné depuis longtemps aux boissons alcooliques, et qui entre à l'hôpital avec des signes non douteux de pneumonie. Le délire qu'il présente et qui domine la scène, est mis sur le compte de l'alcoolisme, et à l'autopsie on est étonné de trouver des traces palpables de méningite.

Observation VIII

D...., sergent au 89e de ligne, 39 ans, entré à l'hôpital du Gros-Caillou, le 22 août 1876.

Cet homme a l'habitude de s'enivrer plusieurs fois par semaine depuis de longues années. Il tombe malade, et après avoir été soigné quelque temps à l'infirmerie, est envoyé à l'hôpital avec un billet d'admission portant le diagnostic de « Pneumonie du sommet chez un alcoolique. »

22 août. — Le malade à son entrée est dans le délire. Il prononce des mots incohérents, parle de « sacs qui doivent être faits à l'ordonnance » et, probablement pour joindre l'action à la parole, enroule sa couverture. Son agitation est extrême; à plusieurs reprises, il essaie de se lever.

Malgré cette agitation, on parvient à l'ausculter. Les râles, le souffle, la bronchophonie, l'augmentation des vibrations thoraciques, le caractère des crachats ne permettent pas de méconnaître la pneumonie qui siège au poumon gauche. Rien dans le poumon droit.

T. 40°. Pouls fréquent, petit, irrégulier.

Potion à l'alcool.

La nuit a été très mauvaise : le malade a eu sans cesse des hallucinations.

23. — Rien de nouveau à l'auscultation. Le délire persiste. Le malade, dans des phrases incohérentes, parle de commandant, de corvée, de punition ; l'agitation est toujours très grande.

T. 40°.

Le malade meurt à 7 heures du soir après avoir présenté 2 heures auparavant un délire relativement plus calme. La température axillaire, prise à 5 heures du soir, s'élevait à 41°. — Les personnes qui ont suivi le malade, assurent n'avoir observé ni vomissements, ni céphalalgie, ni contractures, ni troubles oculaires.

Autopsie.

Poumons. — Le poumon droit est parfaitement sain. Le poumon gauche est hépatisé dans presque toute son étendue. Le lobe supérieur est déjà même à la période d'hépatisation. A l'incision il s'écoule un liquide grisâtre, puriforme. Toute cette partie du poumon est fortement adhérente à la plèvre. Pas de tubercules.

Cœur hypertrophié. Les valvules auriculo-ventriculaires de même que les valvules de l'aorte présentent des épaississements de leurs bords et des plaques athéromateuses ; d'autres plaques sont observées sur la crosse de l'aorte.

Foie augmenté de volume, surtout dans son diamètre vertical ; pèse 2 kilog. 200 ; il est cirrhotique, crie sous le scalpel, et présente à sa convexité deux noyaux de 3 à 4 centimètres, ayant subi entièrement la dégénérescence graisseuse.

Rate petite. *Reins* congestionnés.

Centres nerveux. — L'arachnoïde et la pie mère sont congestionnées ; à la face convexe et supérieure des hémisphères, ces membranes sont épaissies et opalines, parsemées de petites plaques d'un blanc laiteux. Sur le trajet de leurs vaisseaux dilatés et engorgés de sang, existent des traînées blanchâtres, abondantes également à la surface du cervelet. Il existe dans le tissu cellulaire sous-arachnoïdien un exsudat purulent jaunâtre, surtout bien marqué au niveau de la scissure de Sylvius, du sillon de Rolando et entre les circonvolutions frontales, et formant une gaîne aux vaisseaux. Les corpuscules de Pacchioni sont nombreux et jaunâtres.

Le tissu cérébral n'est modifié ni dans sa coloration ni dans sa consistance.

Léger épanchement dans les ventricules.

Ainsi voici un alcoolique, chez lequel la méningite, évidente à l'autopsie, n'a pas pu être diagnostiquée pendant la vie. Doit-on accuser ici le manque d'observation ? Nous ne le croyons pas, car nous ne trouvons aucun signe qui puisse imposer le diagnostic. Le malade n'a présenté ni céphalalgie, ni vomissements, ni contractures, ni troubles oculaires, etc.

La température était élevée, il est vrai ; mais ne pouvait-elle pas être mise sur le compte de la pneumonie?

Restait le délire. Mais celui qu'on a observé chez notre malade était un délire professionnel, qui n'a rien à voir avec le délire de la méningite. Quand un alcoolique est porteur d'une pneumonie, on est nullement étonné de voir éclater chez lui une attaque de delirium tremens. N'avons-nous pas vu, en effet, qu'une affection incidente est souvent le point de départ de cette manifestation aiguë de l'alcoolisme?

Donc, en l'absence de tout signe rationnel de méningite, et ce cas en est un exemple frappant, il sera impossible de porter le diagnostic.

4. — *Cas de méningite rhumatismale chez un buveur, se manifestant seulement par du délire.*

La méningite rhumatismale a parfois des analogies si grandes avec le delirium tremens, que dans bien des cas il serait impossible, en présence du délire d'un rhumatisant, de porter un diagnostic différentiel. Dans ces cas, dit Bourgeois, tout concourt à rendre l'analogie frappante : les sueurs profuses qui baignent le malade, l'agitation extrême, l'anxiété, les idées délirantes elles-mêmes, l'idée de danger prochain, de poursuites auxquelles le malade veut se soustraire par la fuite etc.

Pour nous, nous croyons avec Bourgeois, qu'on n'a pas dans ces cas tenu assez compte des antécédents alcooliques des malades ; car il n'est pas possible, en lisant certaines observations, de n'y pas voir la marque de l'alcoolisme.

Dans celle que nous donnons, il s'agit d'un garçon de café rhumatisant, qui a fait des excès fréquents et répétés ; il arrive à l'hôpital en proie à un délire qui, disons-le cependant, n'a pas présenté tout cet ensemble qui caractérise le délire alcoolique. Bien que le malade n'ait offert avec ce délire qu'un autre signe : l'élévation de température (39°), le diagnostic de méningite rhumatismale a pu être établi, en présence de traces encore évidentes de rhumatisme articulaire aigu.

Observation IX (1)

Van. W.., âgé de 45 ans, garçon de café, entre le 12 avril 1882 à la Charité, dans le service de M. le professeur Hardy, salle Saint-Charles.

Ce garçon de café est un buveur émérite ; il absorbe surtout une quantité énorme de bière et d'absinthe, et depuis longtemps déjà il vomit le matin des matières glaireuses. Il se plaint de souffrir depuis trois semaines de douleurs articulaires, principalement dans les épaules. — On apprend qu'il délire un peu seulement depuis le matin.

12 avril. — Dans la soirée, au moment de la contre-visite, le malade présente de l'érythème et de l'œdème aux deux pieds, et un peu d'hydarthrose au genou droit.

Il est dans un délire tranquille ; on parvient à obtenir de lui des réponses assez sensées en l'interpellant vivement.

Il offre un tremblement des mains bien marqué.

1. Recueillie par mon excellent ami M. Jollet, externe.

La langue est sèche et légèrement tremblante, les yeux sont injectés.

Pas de céphalalgie, pas de vomissement, pas de contracture, pas de paralysie. Rien à l'auscultation.

Le foie est hypertrophié et déborde les faussescôtes.

Albumine dans les urines.

Les battements du cœur sont très affaiblis à la pointe.

Le pouls est plein, assez ample, régulier, à 112. T. 39°.

Pendant la nuit l'agitation et le délire vont en augmentant ; le malade, par un singulier changement d'idées, demande tantôt du vin, tantôt un lavement. Il saute à plusieurs reprises de son lit où on est obligé de le ramener.

La mort arrive le matin.

Autopsie.

Cœur hypertrophié. Valvules mitrales, tricuspides et aortiques épaissies et recouvertes de plaques athéromateuses.

Poumons très congestionnés.

Foie un peu gras, pesant 2240 grammes.

Reins durs, congestionnés.

Rate grosse, un peu diffluente.

Centres nerveux. — La dure-mère est intacte ; la pie-mère est épaissie, congestionnée et adhérente aux circonvolutions. Exsudat méningitique au niveau de la scissure de Sylvius et du sillon de Rolando.

Les plexus choroïdes sont congestionnés.

A la coupe, le cerveau n'est modifié ni dans sa consistance, ni dans sa coloration.

Les ventricules sont remplis de sérosité.

Si le rhumatisme doit sûrement entrer en ligne de compte dans la production de cette méningite, l'alcoolisme, croyons-nous, y a joué également un rôle assez manifeste. Et ces deux facteurs : rhumatisme et alcoolisme, ont imprimé à la méningite une marche excessivement rapide, puisque la mort est survenue un jour seulement après le début du délire.

V

ANATOMIE PATHOLOGIQUE

Les lésions que l'on rencontre dans la méningite aiguë, siègent le plus souvent à la convexité, et en occupent certains points spéciaux ; il n'est cependant pas rare de les remarquer à la base. Le malade dont parle le professeur Jaccoud dans son *Traité de pathologie interne*, et celui qu'il a observé cet hiver, présentaient tous les deux une méningite de la base sans granulations tuberculeuses, mais avec hyperémie considérable de la convexité.

Dans le cas de la Pitié, les lésions siégeaient surtout à la base, mais gagnaient la scissure de Sylvius et les parties latérales des hémisphères. Dans celui de Saint-Antoine, la méningite siégeait aussi bien à la convexité qu'à la base.

En résumé, dans les onze cas dont nous parlons, sept fois la méningite avait envahi la convexité, deux fois la base, deux fois la base et la convexité.

Nous avons dit plus haut que l'inflammation occupait certains points spéciaux ; et, en effet, nous la voyons le plus souvent cantonnée dans les lobes antérieurs du cerveau plus spécialement affectés aux phénomènes intellectuels. Les lobes sphéno-occipitaux sont toujours indemnes. C'est dans les parties antérieures, en effet, que nous voyons se produire malgré la marche rapide de la méningite, ces exsudats purulents, indice non équivoque de l'inflammation aiguë des méninges. Mais où vont siéger encore de préférence ces exsudats ? Partout où nous trouverons des vaisseaux : dans la scissure de Sylvius, dans le sillon de Rolando, entre les circonvolutions frontales, etc.

Dans toutes ces parties nous rencontrons des traînées d'un pus jaunâtre et concret formant aux vaisseaux une véritable gaîne, qui contraste par sa coloration avec la teinte violacée ou rouge vif de la pie-mère. Et, plus l'on s'éloigne des vaisseaux, plus les concrétions deviennent rares. Dans un cas, cependant, nous avons vu les nerfs moteur oculaire commun et moteur oculaire externe entourés d'une véritable gaîne purulente ; dans un second, des exsudats étaient agglomérés le long du chiasma ; dans un troisième, le pus était en nappe, et lorsque l'arachnoïde fut incisée, il s'écoula en grande quantité.

Dans toutes nos observations l'inflammation était bilatérale.

Quant aux autres altérations des méninges, elles sont identiques à celles que l'on rencontre habituellement dans la méningite aiguë ordinaire. Les membranes sont injectées ainsi que les plexus choroïdes. Les substances grise et blanche du cerveau présentent à peine quelques traces d'injection. Dans les endroits où la pie-mère adhère aux circonvolutions, celles-ci peuvent présenter des rugosités et des dépressions même assez considérables.

On a pu remarquer que certains de nos sujets ont présenté à l'autopsie quelques altérations que l'on est habitué à recontrer dans la méningite chronique, à savoir l'opacité des membranes et leur opalescence. Il est probable que les malades, porteurs de ces lésions chroniques, sont plus exposés que les autres à la méningite aiguë. Mais on ne peut pas dire que ceux qui n'en offrent aucune trace, soient à l'abri de cette inflammation aiguë des méninges. Et ce qui le prouve, c'est que chez plusieurs de nos malades, nous n'avons trouvé aucun vestige de méningite chronique.

VI

SYMPTOMATOLOGIE ET MARCHE

Symptomatologie. — En lisant les observations que nous avons données, on ne tarde pas à s'apercevoir que l'expression symptomatique est parfois sensiblement modifiée. Bien plus, elle semble changer presque pour chaque cas. Il est du reste facile de s'en convaincre en passant en revue les différentes observations.

Prenons d'abord celles qui se rapportent à la méningite précédée de delirium tremens apyrétique.

Dans la première, la méningite paraît avoir été influencée d'une façon sensible par le delirium tremens. Nous voyons en effet celui-ci remplacer, pour ainsi dire, les symptômes qu'on a l'habitude de rencontrer dans la période d'excitation. Et lorsque la méningite apparaît, elle se traduit seulement par un coma hyperpyrétique et de légères irrégularités du pouls.

Dans les deux autres, le delirium tremens vient seulement précéder la période d'excitation sans enlever à celle-ci son caractère classique. Chez R..., comme chez L..., en effet le délire terminé, nous voyons apparaître en même temps que l'élévation de la température, des contractures siégeant soit au cou, soit aux membres, et suivies d'un coma final.

La symptomatologie n'a donc pas été la même dans les trois observations. Mais, comme le fait observer M. Albert Robin, ce qui n'a jamais manqué et ce qui paraît avoir une importance de premier ordre pour l'établissement du diagnostic méningite, c'est une élévation rapide et considérable de la température dont on ne trouve pas la cause dans l'examen attentif des différents organes. C'est ce signe, du reste, que M. le professeur Jaccoud a eu le premier le mérite de mettre en lumière.

Si nous passons maintenant au cas de delirium tremens fébrile suivi de méningite, que trouvons-nous? Un tableau symptomatique à peu près complet. Et en effet, le delirium tremens terminé, apparaissent successivement les deux périodes de la méningite. Mais la transformation morbide ne se manifeste plus ici par une élévation brusque et rapide de la température. Nous constatons bien le jour où nous supposons que survient la méningite, une élévation de trois dixièmes, mais ce chiffre nous paraît trop faible pour que nous puissions en tenir compte.

Si dans les quatre cas que nous venons de citer, on n'a pas toujours trouvé un cortège symptomatique complet, on a pu du moins porter le diagnostic d'une façon certaine. Mais il n'en est plus de même dans les quatre observations que nous donnons au chapitre de la méningite latente, et où le tableau clinique est nul ou à peu près nul. Et cela est si vrai que dans l'observation de la Pitié, on croit avoir affaire à du délire alcoolique, dans celle du Gros-Cailloux, à une pneumonie, dans celle de Saint-Antoine, à de l'encéphalopathie urémique. Ces erreurs de diagnostic s'expliquent très bien par l'absence de signes propres à la méningite.

Quel est le médecin qui pourrait croire à cette maladie, s'il se trouvait en face d'un homme présentant seulement du délire professionnel et une température de 38,°1 ? Quel est celui qui, n'ayant pour se guider que des symptômes de pneumonie et des signes de delirium tremens, se croirait autorisé à porter le diagnostic de méningite ?

On nous objectera peut-être que dans le cas de Saint-Antoine, le diagnostic pouvait à la rigueur être établi, puisque la malade avait présenté quelques nausées, de la céphalalgie et du délire. Mais la température, un peu élevée il est vrai pour l'urémie, ne l'était pas assez pour expliquer l'invasion d'une méningite ; de plus, les urines renfermaient des flots d'albumine. Etait-il donc alors si irrationnel de songer à la forme délirante de l'urémie ?

Nous avons vu également que l'alcoolique de la Charité qui était atteint de méningite rhumatismale, n'a offert aucun des signes qui ressortissent ordinairement à cette maladie.

En résumé, on peut dire que dans quatre cas la méningite a présenté des symptômes assez nets pour qu'il fut possible de la reconnaître, et que dans quatre autres elle est restée latente.

Enfin dans la méningite traumatique des buveurs, les symptômes paraissent se dérouler comme dans la méningite aiguë ordinaire. Notre observation V en est un exemple frappant. Dans les cas de ce genre, nous voyons : 1° une période d'excitation caractérisée par l'élévation de la température, la céphalalgie, le délire, les contractures, la constipation, la rétention d'urine ; 2° une période de dépression, dans laquelle on voit apparaître la résolution musculaire, le coma, la dilatation des pupilles, la paralysie des sphincters et le ralentissement du pouls.

Marche. — Si l'expression symptomatique est influencée par le delirium tremens, la marche de la maladie en reçoit également un contre-coup sérieux. Dans les trois premières observations, on est vraiment surpris des allures rapides que prend la maladie. Comme le fait observer M. Albert Robin, les malades sont morts un, deux et trois jours et demi après la constatation de la fièvre et des premiers signes de méningite.

Dans l'observation de la Pitié, bien que nous ne connaissions pas d'une façon certaine le moment où commence la méningite, nous pouvons dire que l'évolution de cette maladie a été rapide, puisque trois jours avant de mourir le malade travaillait encore.

Quant au militaire porteur d'une pneumonie, il ne nous apprend rien, puisque non-seulement nous ne savons pas quand a débuté sa méningite, mais nous ignorons encore depuis combien de temps il était malade avant d'entrer à l'hôpital.

Nous savons au contraire que le rhumatisant de la Charité a été emporté dans l'espace d'un jour.

Dans l'observation de Saint-Antoine, où la jeune fille n'a pas présenté un délire alcoolique bien accentué, il semblerait, d'après les renseignements donnés par les personnes qui l'ont amenée, qu'elle eût été malade pendant cinq ou six jours.

Nous avons dit que M. Jaccoud avait observé deux cas de méningite dans le delirium tremens ; dans ces deux cas, comme nous le faisait remarquer le savant professeur, la marche de la maladie avait été très rapide, puisque la mort est survenue un jour et demi après l'élévation brusque de la température.

Si nous passons maintenant à notre observation de méningite traumatique, nous voyons que le malade meurt après avoir présenté pendant cinq jours les signes de cette affection.

Pour nous résumer, nous dirons : 1° que dans tous les cas où la méningite a été précédée de delirium tremens, ou s'est manifestée pendant le cours d'une affection aiguë, la marche de la maladie a été très rapide, puisque les malades sont morts au bout de un à trois jours ; 2° que dans le cas de méningite traumatique, la marche de la maladie paraît n'avoir pas été influencée.

VII

DIAGNOSTIC DIFFÉRENTIEL DE LA MÉNINGITE AIGUE AVEC LE DÉLIRIUM TREMENS.

On ne pourra guère confondre la méningite aiguë des buveurs qu'avec le delirium tremens. Aussi avons-nous l'intention de nous appesantir sur la différence qui sépare ces deux affections. Cette étude nous servira en même temps à montrer comment, dans les observations de méningite précédée de delirium tremens, on a pu indiquer d'une façon précise la transformation morbide.

Comme nous l'avons vu, le delirium tremens est ordinairement précédé de prodromes : inappétence, insomnie, perte de la mémoire, etc. ; mais le délire apparaît immédiatement à leur suite.

La période prodromique de la méningite, au contraire, quand elle existe, est caractérisée par de la céphalalgie, des vertiges, des vomissements. Le plus souvent cette maladie débute brusquement en frappant le sujet en pleine santé, et le délire n'apparaît qu'après un laps de temps suffisant pour la réalisation de la méningite.

Nous n'avons pas été à même d'observer cette première période chez nos malades ; il en sera souvent ainsi, car au moment où l'on appelle le médecin, la maladie est complètement déclarée.

La céphalalgie opiniâtre et les vomissements manquent rarement au début de la méningite ; on les rencontre moins souvent dans le delirium tremens, mais en revanche on y observe presque toujours l'injection des yeux, l'altération de la face, les sueurs profuses. Ce sont bien ces trois derniers signes qu'ont présentés nos malades au début de leur affection. En même temps, apparaissait chez eux une teinte subictérique des conjonctives et des téguments. Cette teinte, si souvent signalée dans le delirium tremens, n'a jamais été, ce nous semble, observée dans la méningite.

La température doit toujours être soigneusement consultée ; nous la voyons dans la méningite atteindre ordinairement d'emblée 40° et au-delà. Par contre, qu'observerons-nous dans le delirium tremens ordinaire? Une température normale ou à peu près normale, car c'est à peine si on la voit s'élever à 38°.

Ce signe est d'une importance telle, qu'il nous permet d'indiquer d'une façon certaine, la mutation morbide. C'est grâce à lui, que M. Alb. Robin a pu, dans les trois observations citées, savoir le moment précis où finissait le delirium, et où commençait la méningite. Ainsi, le changement de température indiquait que la méningite avait éclaté chez le premier malade au deuxième jour du delirium tremens, chez le second au sixième jour, chez le troisième au quatrième jour. Ne pouvant présenter la courbe thermométrique de ces trois observations, dans lesquelles la température n'a été prise qu'une fois par jour, nous sommes heureux de reproduire, grâce à l'obligeance de M. le professeur Jaccoud que nous ne saurions trop remercier, celle qu'il donne dans son Traité de pathologie interne, et qui est vraiment caractéristique.

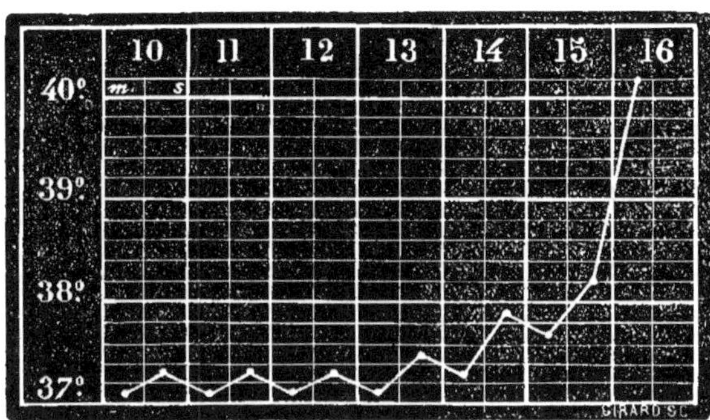

Méningite suppurée dans le cours d'un delirium tremens. Homme de 32 ans.

Cette courbe nous montre clairement que pendant tout le temps qu'a duré le delirium tremens, la température est restée normale ; ce n'est qu'au moment où éclate la méningite, que nous la voyons s'élever rapidement de deux degrés (1).

Le délire est encore un précieux auxiliaire. N'avons-nous pas vu en effet que celui qu'on observe dans le delirium tremens, porte plus particulièrement sur les occupations habituelles au malade ? N'est-il pas le plus souvent de nature triste et terrifiante? Aussi, voyons-nous la face de nos malades empreinte d'une expression étrange d'épouvante et d'anxiété. Ils semblent lutter contre des êtres imaginaires qui les poursuivent, et auxquels ils paraissent vouloir échapper. Ce délire des premiers jours de la ma-

1. Dans la seconde observation de M. le professeur Jaccoud qui n'a pas été publiée, nous ignorons à quelle époque s'est élevée la température.

ladie, qui a présenté ces caractères chez nos malades de l'Hôtel-Dieu, ne peut donc être mis en aucune façon sur le compte de la méningite. Le délire de cette affection, en effet, n'a rien de professionnel, et on n'y observe pas ces hallucinations dont nous venons de parler.

Si chacune de ces affections a sa forme spéciale de délire, chacune également a ses troubles musculaires particuliers. Dans la méningite, ces troubles se révèlent par la contracture qui peut envahir les diverses parties du corps, et se manifester dans les muscles de l'œil par du strabisme, dans ceux de la mâchoire par du trismus, dans ceux des nombres par la flexion forcée. Dans le delirium tremens, au contraire, nous n'observons jamais de contracture, mais du tremblement qui peut apparaître aux lèvres, à la langue, à la face, aux mains et dans les membres. Aussi la parole est-elle souvent entrecoupée, embarrassée. Si on peut faire étendre les mains du malade, les doigts étant écartés, on les voit animées d'oscillations pendulaires fines et fréquentes. C'est ce tremblement des mains et des membres supérieurs qui lui donne un air maladroit : il ne peut porter un verre à sa bouche sans en renverser le contenu.

Le tremblement est quelquefois assez prononcé et assez régulier pour revêtir un caractère choréiforme, comme chez l'un de nos malades. Parfois, il peut être généralisé ; dans ce cas, le malade, suivant l'expression de Magnan, semble vibrer des pieds à la tête.

Ces deux signes : le tremblement et la contracture, ont apparu manifestement chez un malade du Gros-Caillou et deux de l'Hôtel-Dieu, mais ils ont apparu l'un après l'autre. Quand le tremblement disparaissait, nous observions alors la contracture dont le début indiquait, pour ainsi dire, la limite entre les deux affections.

Il est un autre signe que pourrait peut-être fournir l'examen des urines, mais à propos duquel nous faisons de grandes réserves. Nous voulons parler de l'apparition de l'albumine dans les urines au moment où la méningite vient remplacer le delirium tremens. On se rappelle que dans l'observation du boulanger L..., les urines avaient été examinées par M. Albert Robin pendant l'attaque de delirium tremens du malade ; elles ne présentaient alors que des traces à peine sensibles d'albumine. Puis, quelques jours après, au moment où éclatait la méningite, l'albumine apparaissait en grande quantité. Ce fait étant malheureusement isolé, nous n'en tirerons aucune conclusion. Nous voulons seulement attirer l'attention des observateurs sur ce point, car il serait intéressant de savoir si, un delirium tremens étant donné, on pourrait se servir de l'examen des urines pour venir en aide au diagnostic.

A ces différences dans les symptômes, correspondent des dissemblances non moins grandes dans l'anatomie pathologique. Tandis que la méningite, même au troisième jour, se traduit déjà par des adhérences, par une surface tomenteuse, des fausses membranes et très souvent des nappes purulentes, le delirium tremens non compliqué de méningite ne s'accompagne le plus souvent que de plaques très localisées d'hyperémie hémorrhagique siégeant sur la convexité. Ces congestions sont récentes, et n'ont rien qui puisse faire songer à une méningite (ni adhérences ni prolifération cellulaire). Enfin dans certains cas, on ne trouve absolument rien, et ce fait seul est vraiment concluant.

Si la méningite laisse quelque prise au traitement antiphlogistique, il n'en est pas de même pour le delirium tremens, où il faut employer des médicaments qui agissent directement sur les cellules nerveuses pour déprimer leur activité.

VII

PRONOSTIC ET TRAITEMENT

Pronostic. — La méningite est une maladie grave dans laquelle la guérison est tout à fait exceptionnelle. Si l'on songe maintenant que cette maladie vient s'attaquer à un organisme malade, on concevra facilement qu'elle entraîne infailliblement la mort. On a démontré déjà depuis longtemps, combien les blessures et les affections aiguës présentaient de gravité chez les alcooliques. Personne n'ignore, en effet, qu'une opération chez un buveur peut entraîner des accidents redoutables, sur lesquels le professeur Verneuil a appelé l'attention. Qui ne sait également qu'une pneumonie chez un alcoolique présente une gravité exceptionnelle ? C'est que, comme le fait remarquer le professeur Gosselin, le buveur est un vieillard prématuré. D'après Béhier, la dégradation de l'organisme est la conséquence naturelle de la sclérose d'abord, puis de la stéatose des organes. Cette stéatose généralisée entraîne un état de dépression habituelle de l'économie qui la met hors d'état de résister au traumatisme ou de lutter contre toute affection aiguë.

Si donc la méningite n'était pas d'une gravité exceptionnelle, elle le deviendrait par le fait de l'alcoolisme. Aussi, dans tous les cas, avons-nous vu la mort survenir rapidement. Si cependant il était possible d'établir des degrés dans un pronostic toujours fatal, nous dirions que la méningite, précédée de delirium tremens est la plus grave, en ce sens qu'elle tue plus rapidement.

Traitement. — Nous serons bref sur le traitement, parce que nous pensons qu'il a peu de prise contre une affection aussi terrible et se développant sur un mauvais terrain. On pourra cependant, sans grande chance de succès, suivre le traitement ordinaire de la méningite aiguë : saignées, générales ou locales, application de glace sur la tête.

On aura soin de faire vider l'intestin et de provoquer la salivation mercurielle, soit en administrant le calomel, soit en faisant des frictions mercurielles à la partie supérieure des cuisses. Dans trois cas, nous avons vu M. Alb. Robin administrer le calomel et appliquer des pointes de feu à la région cervicale, mais toujours sans résultat.

Mais si nous sommes impuissants contre la méningite elle-même, peut-être pourrions-nous combattre avec avantage le delirium tremens qui précède parfois cette affection, car en faisant disparaître cette manifestation de l'alcoolisme, nous ferions probablement du même coup disparaître la méningite.

Nous savons que plus de trois jours après la cessation des excès, l'alcool existe encore dans les tissus. Le péril est donc grand, comme l'a dit Magnan, pendant tout le temps que l'économie est sous le coup de cette imprégnation toxique. Il en découle une indication thérapeutique bien nette : débarrasser au plus vite l'organisme de ce dangereux ennemi. Pour cela, il s'agit d'ouvrir toutes les portes au poison ; il faut faire transpirer abondamment le malade, le faire respirer avec facilité, lui administrer des purgatifs, lui donner une grande quantité de boissons diurétiques, qui auront encore l'avantage de calmer sa soif ardente. Et il sera permis d'espérer que, une fois l'alcool éliminé, la méningite aura moins de chance d'apparaître, puisqu'on aura débarrassé le cerveau d'un agent irritant.

Enfin pour déprimer l'activité des cellules nerveuses, on fera bien de faire usage soit de chloral, soit du bromure de potassium.

CONCLUSIONS

1° Dans des cas assez rares, la méningite aiguë ne reconnait pour cause que l'alcoolisme seul ; elle est alors précédée d'une attaque de delirium tremens soit apyrétique, soit fébrile.

2° Dans des cas plus nombreux, la méningite aiguë des alcooliques est secondaire, c'est-à-dire qu'elle a besoin, pour se développer, d'un traumatisme, ou d'une affection aiguë, telle que le rhumatisme ou la pneumonie.

3° Quand la méningite est précédée de delirium tremens apyrétique, elle est annoncée entre autres symptômes par une élévation rapide et considérable de la température (Jaccoud) ; par conséquent, la fièvre qui se déclare rapidement dans le cours du delirium tremens apyrétique, acquiert une importance pronostique grave toute particulière, et doit faire songer à la méningite quand on ne trouve pas d'autre affection qui puisse l'expliquer (Alb. Robin).

4° Dans notre cas de méningite précédée de delirium tremens fébrile, cette maladie a été annoncée par de l'inégalité pupillaire et une contracture généralisée.

5° Dans la plupart des observations citées, la méningite a été localisée à la convexité, principalement dans les lobes antérieurs du cerveau ; les exsudats méningitiques ont été le plus souvent péri-artériels.

6° La méningite aiguë des buveurs peut apparaitre avec

ses signes cliniques habituels : parfois cependant son expression symptomatique est incomplète ou même nulle.

7° La marche de la méningite précédée de delirium tremens paraît plus rapide que celle de la méningite ordinaire (Alb. Robin).

8° Dans tous les cas, le pronostic a été fatal et le traitement impuissant.

Imp. A. DERENNE, Mayenne. — Paris, boul. St-Michel, 52.

Imp. A. DERENNE, Mayenne. — Paris, boulevard Saint-Michel, 52.

www.ingramcontent.com/pod-product-compliance
Lightning Source LLC
LaVergne TN
LVHW020043170826
845678LV00001B/408